AF245295

RECHERCHES

EXPÉRIMENTALES

SUR

LE CHOLÉRA

FAITES

Par MM. Ch. LEGROS et E. GOUJON

———

Résumé d'un travail couronné par l'Académie des sciences.

———

PARIS

A. PARENT, IMPRIMEUR DE LA FACULTÉ DE MÉDECINE

31, RUE MONSIEUR-LE-PRINCE, 31

—

1869.

RECHERCHES EXPÉRIMENTALES

SUR LE CHOLÉRA

Pendant la dernière épidémie cholérique qui sévissait à Paris en 1865, encouragés et guidés par M. Ch. Robin, nous avons entrepris des expériences qui nous semblent assez concluantes pour être exposées, et qui forment la base d'un mémoire que nous avons déposé à l'Académie des sciences.

Convaincus que pour le choléra, comme pour la plupart des affections qui atteignent l'homme, on n'a pas tiré tout le parti possible de l'expérimentation appliquée à la pathologie et à la thérapeutique, nous avons cherché à communiquer aux animaux des accidents cholériques, afin d'en étudier plus facilement le mode de développement et les causes.

Nous devions d'abord nous poser cette question : Les animaux sur lesquels nous avions à expérimenter peuvent-ils être atteints du choléra ? Cela n'est pas douteux ; bien que les faits de ce genre soient rares et passent quelquefois inaperçus, on en a noté un certain nombre ; on sait qu'au moment des épidémies cholériques, quelques animaux, guidés par leur instinct, quittent la contrée où sévit le fléau.

Nous avons, du reste, observé un fait présentant beaucoup d'analogie avec celui de ce chat qui, en 1849, fut pris d'accidents cholériques dans une salle de l'Hôtel-Dieu. Deux moineaux élevés dans la salle Sainte-Anne, à l'Hôtel-Dieu, furent atteints subitement de diarrhée, vomissements, refroidissement, dès les premiers jours de l'épidémie ; l'un d'eux périt.

Ainsi, les animaux subissent l'action du fléau, et nous pouvions tenter de leur communiquer des accidents cholériques.

Nous avons d'abord inoculé des déjections ou du sérum recueillis avec soin dans les salles de l'Hôtel-Dieu, sans provoquer d'accidents, mais l'injection d'une quantité un peu considérable de ces liquides sous la peau a causé, dans quelques cas, des symptômes analogues à ceux que nous avons observés dans l'injection par les veines, symptômes dont nous parlerons plus loin; d'autres fois, il se formait rapidement une tumeur fluctuante, pleine d'un liquide transparent d'abord, puis purulent.

Il n'y a donc pas contagion dans le sens réel du mot, autrement il suffirait de la plus minime quantité du liquide infectieux pour provoquer les accidents.

Nous avons pu donner aux animaux des symptômes cholériques par différentes voies, mais toujours en employant des doses considérables de sérum ou de déjections. En injectant ces substances filtrées tantôt dans les veines, tantôt dans la trachée des chiens, nous avons vu se dérouler sous nos yeux tous les symptômes du choléra; vingt minutes après l'injection, les vomissements ouvrent la scène, puis surviennent les selles caractéristiques avec des débris épithéliaux, le refroidissement des extrémités, l'anxiété de la respiration; la sécrétion de l'urine est suspendue; si l'animal est de petite taille ou souffreteux, il meurt conservant son intelligence jusqu'à la fin, quelquefois après avoir rendu des selles légèrement sanguinolentes, phénomène assez commun dans le choléra de l'homme; souvent l'animal expulse, dans ses vomissements ou par le rectum, des parasites intestinaux (ascarides lombricoïdes). Un phénomène qui ne manque jamais, et qui ne semble nullement dépendre de la qualité du liquide injecté, c'est une série d'efforts de déglutition au moment où l'injection se mêle au sang.

Si le chien était vigoureux, ou si l'on diminuait la quantité de liquide injecté, l'animal résistait, il se réchauffait peu à peu, présentait même de la fièvre et une réaction assez vive, puis le retour à la santé s'opérait rapidement; les premières urines qui apparaissaient étaient presque toujours albumineuses.

La quantité de liquide nécessaire pour produire des accidents

graves chez un chien de moyenne taille, était de 30 à 35 grammes ;
il est évident, du reste, que bien des causes influent sur les résultats; en effet, en laissant de côté la vigueur plus ou moins grande
de l'animal, on comprend facilement que les liquides employés
ont une activité variable suivant les sujets qui les ont produits,
suivant la période de la maladie et le temps qui s'est écoulé depuis qu'ils ont été recueillis.

C'est en employant des déjections récentes, incolores et sans
odeur, ou du sérum retiré par la saignée dans la période algide,
que l'on obtient des résultats très-nets; si le liquide est ancien, s'il
est coloré, des accidents d'infection putride peuvent se joindre aux
accidents cholériques, et même les remplacer.

Dans les injections par la trachée, les symptômes sont tout à
fait semblables et tout aussi rapides que dans les injections par les
veines, seulement nous avons dû employer une quantité de liquide
un peu plus considérable, car l'animal en rejette parfois une portion.

Il est bien certain que le germe de la plupart des maladies épidémiques siége dans l'air à l'état de miasmes ou de sporules,
peu importe; c'est par la muqueuse pulmonaire, qui possède au
plus haut degré la propriété d'absorption, et se trouve en rappo1t
avec des masses d'air qui se renouvellent constamment, que s'o-
père la contagion.

Lindsay rapporte des observations où les exhalaisons venant
de vêtements de cholériques, dans un espace confiné et humide,
auraient donné le choléra à des chiens ou à des chats, et l'étude
des faits cliniques justifie parfaitement cette manière de voir.

Les injections de liquide infectieux dans la trachée causent des
accidents immédiats inquiétants, lorsqu'ils sont déjà un peu dé-
composés, et qu'ils ont une odeur un peu forte ; dans les veines,
ces accidents sont moins à redouter, parce que le poumon élimine
alors rapidement les gaz délétères ; dans ces expériences, nous avons
employé une seringue dont on connaissait le calibre, et une canule
taillée en biseau avec laquelle on piquait la trachée maintenue
immobile entre deux doigts.

Lorsque nous avons employé du sérum au lieu de déjections,
l'intensité des symptômes a été très-variable ; si nous prenions du

sang de cholérique au début de l'affection, nous avions des accidents très-marqués ; c'est alors que le sérum possédait au plus haut degré ses propriétés malfaisantes ; le sang recueilli plus tard, pendant la période algide, provoque également des symptômes cholériques, mais d'une intensité moindre ; enfin, si le sang provenait d'un malade en réaction, les accidents étaient d'autant moins intenses qu'on s'éloignait davantage de l'époque du début.

On pouvait soupçonner que le sérum produirait les mêmes effets que les déjections, car celles-ci résultent évidemment du passage dans l'intestin d'un liquide mêlé au sang; ce n'est pas une sécrétion qui s'opère par l'intermédiaire des glandes, mais une véritable transsudation à travers les tissus; les glandes de l'intestin ou de l'estomac ne fonctionnent pas plus que le rein, mais le sang altéré, chargé de l'eau empruntée aux principes immédiats de l'économie, et tenant en dissolution des sels et une substance organique, laisse passer une partie de ces divers éléments; cette exosmose se produit surtout dans les parties du corps où les vaisseaux sont très-superficiels, sous-épithéliaux, et où la chaleur et la circulation se conservent plus longtemps; le tube intestinal remplit parfaitement ces conditions; le réseau vasculaire des villosités est très-superficiel, et situé immédiatement sous une couche épithéliale qui se desquame facilement; mais, si le sang est chargé outre mesure de ces principes qui lui sont étrangers, la transsudation peut s'opérer par d'autres voies. On sait, en effet, que dans les formes les plus graves de la maladie, on observe des sueurs ou plutôt des transsudations par la peau d'un liquide analogue aux déjections; on trouve même le plus souvent, dans les autopsies, les séreuses baignées d'un liquide visqueux.

Dans toutes ces expériences, nous déterminons des accidents cholériques par l'introduction dans l'économie des principes infectieux, mais nous ne déterminons pas la formation de ces principes.

Si l'on pouvait saisir dans l'atmosphère et condenser le miasme cholérique, on inoculerait l'essence même du fléau; nous avons, dans ce but, placé dans une salle de cholériques un ballon en verre rempli de glace et de sel, pour déterminer la condensation de l'eau qui était en suspension dans l'atmosphère de la salle; le liquide recueilli a été injecté dans la trachée de plusieurs chiens, et nous avons pu obtenir des accidents analogues à ceux du choléra; mais ces dernières expériences demandent à être répétées dans des conditions plus favorables; en 1865, nous les avons entreprises lorsque l'épidémie touchait à sa fin; cette année, nous avons recommencé, et malgré le peu d'intensité du fléau, quelques accidents cholériques suivirent l'injection dans les veines ou la trachée des liquides condensés; il survint des vomissements, un peu de refroidissement, quelques selles glaireuses, jamais l'animal ne mourut. Il est évident qu'il y a des degrés dans l'intoxication cholérique provoquée, comme il y en a dans l'intoxication spontanée. Tous les médecins ont observé dans les épidémies des cas de choléra incomplets; la diarrhée prémonitoire n'est elle-même qu'un premier degré de l'infection.

Les liquides que nous avons employés l'année dernière ont été donnés par M. Dumas, qui les avait fait recueillir à l'hôpital Lariboisière; cette année, nos appareils à condensation étaient placés, la nuit, dans les salles Saint-Julien et Sainte-Anne, à l'Hôtel-Dieu.

Dans quelques-unes de nos expériences, nous n'obtenions sur les chiens aucun accident, et il est à noter que les résultats négatifs coïncidaient avec une diminution du nombre de malades dans la salle; les liquides condensés dans les cabinets d'aisances de la salle Saint-Julien ne produisirent aucun symptôme, mais il faut dire qu'on répandait sur le sol une grande quantité de chlorure de chaux. Quoique ces derniers résultats nous paraissent suffisants pour entraîner la conviction, il serait certainement désirable qu'on répétât ces expériences dans les grands foyers épidémiques, au moment où le fléau fait de nombreuses victimes.

Pour aller au-devant d'une objection qu'on pourrait nous faire, nous avons injecté dans les veines de plusieurs chiens des substances putrides d'origines diverses, des liquides recueillis par la filtration de selles non cholériques, des déjections cholériques anciennes et exposées dans un vase simplement recouvert d'une feuille de papier depuis un ou deux mois, etc. Dans la plupart de ces expériences, nous avons observé, il est vrai, un peu de diarrhée et quelques vomissements, mais quelle différence! Les substances putrides mêlées au sang suivent la même voie d'élimination que les matières cholériques, mais elles n'ont que ce point de ressemblance; il y a le plus souvent des accidents immédiats (grande faiblesse et même syncope, vomissement de matières alimentaires), quelquefois tout se borne à ces accidents immédiats, et à un frisson qui survient dix minutes après; d'autres fois, après un temps variable mais toujours assez éloigné, il y a de la diarrhée et un ou deux vomissements; dans ce cas, la mort peut arriver, mais l'animal, avant de mourir, reste souffrant et fiévreux pendant deux, trois, quatre ou cinq jours; ou bien la convalescence arrive, mais elle n'est jamais rapide, la sécrétion de l'urine n'est pas suspendue, elle semble au contraire exagérée dans certains cas, et parfois un peu de sang est mêlé à l'urine; on n'observe pas ce refroidissement des extrémités qui envahit l'animal dès le debut des accidents cholériques; enfin, à l'autopsie, on trouve des abcès métastatiques, des épanchements sanguins dans les organes, du pus dans les séreuses, le sang n'est pas poisseux; on voit qu'il y a là des différences assez tranchées.

Nous ne devions pas négliger d'étudier l'absorption des liquides cholériques par le tube intestinal, surtout après avoir pris connaissance de quelques travaux qui ont eu assez de retentissement en Allemagne; nous trouvons, dans un mémoire publié par M. Tiersch, que des rats, dans la nourriture desquels on ajoutait par jour un pouce carré d'une bande de papier plongée dans les déjections cholériques, étaient atteints du choléra lorsque le liquide datait de deux, de trois, de quatre, de cinq ou de six jours; plus tôt ou plus tard on n'observait rien de pareil; nous avons répété ces expériences avec une minutieuse exactitude, et nos rats n'ont présenté aucun accident.

On peut cependant produire des symptômes cholériques en faisant absorber par l'estomac des déjections ou du sérum; nous avons obtenu des effets bien nets, mais il faut pour cela des doses énormes; nous avons dû donner à des chiens de 250 à 300 grammes de liquides cholériques pour déterminer des accidents; si l'on se borne à faire prendre au chien un demi-verre de déjections, il n'éprouve rien, le suc gastrique neutralise l'action de la substance introduite, la modifie, la digère, tandis qu'en forçant la dose, une portion du liquide peut être absorbée sans altération.

Il est donc bien établi qu'en introduisant dans le sang des animaux une certaine quantité de sérum ou de déjections, directement ou par une voie détournée, on cause des accidents cholériques.

Nous avons voulu savoir, en outre, s'il serait possible de produire des accidents semblables avec des liquides dont la composition présenterait quelque analogie avec les déjections cholériques; on sait fort bien aujourd'hui que les matières caractéristiques du choléra ne ressemblent en rien au sérum, c'est une substance étrangère au sang qui est expulsée et qui entraîne une certaine proportion d'eau; M. Baudrimont a montré que cette substance était de la diastase, et comme on admet généralement dans la salive une sorte de diastase, nous avons injecté 30 à 35 grammes de salive filtrée dans le sang des animaux, mais sans produire les phénomènes que nous attendions; nous avons alors employé la diastase végétale, tantôt pure et desséchée, tantôt mêlée à d'autres principes et telle qu'on l'obtient de l'orge germé, broyé et traité par son poids d'eau tiède; les résultats furent alors aussi nets que possible, les animaux ont été pris d'accidents cholériques une demi-heure après l'injection de la diastase fraîche; en se servant de 50 centigrammes de diastase sèche et purifiée, il fallut attendre une heure. Les symptômes observés étaient exactement pareils à ceux que nous avions notés dans les injections de liquides cholériques; les lésions que l'on trouvait après la mort étaient semblables; enfin, nous avons répété minutieusement avec la diastase tout ce que nous avions fait avec les déjections; les injections faites dans les veines, la trachée ou l'estomac, ont présenté les mêmes particularités; comme pour les substances cholériques, il a été nécessaire d'employer une quantité de diastase relativement énorme, lorsque l'absorption devait se faire par l'estomac.

Nous croyons avoir démontré que les accidents cholériques sont dus à la présence de la diastase dans le sang, soit que cette diastase se forme dans l'organisme aux dépens des principes immédiats, soit qu'on mélange au sang cette substance chassée de l'économie par les vomissements ou les selles, soit encore que l'on remplace cette diastase d'origine animale par de la diastase végétale.

*
* *

Il y a bien là une véritable intoxication, mais comment agit le poison? Est-ce en déterminant une sorte de fermentation, une altération moléculaire? C'est possible, mais il y a certainement autre chose : la diastase est très-avide d'eau et peut fort bien déterminer dans le sang des phénomènes d'endosmose qui altèrent ce liquide et même les tissus qui en sont baignés; cette explication nous a été suggérée par un fait facile à constater; lorsqu'on met sous la peau d'un animal de la diastase ou des mélanges qui en renferment, il se forme assez rapidement une vaste tumeur fluctuante qui laisse échapper, lorsqu'on l'incise de bonne heure, un liquide limpide; ce qui se passe dans un point isolé doit arriver également dans toute l'économie, lorsqu'on injecte dans les veines une solution de diastase. C'est d'abord au sang que l'eau sera empruntée, puis de proche en proche aux éléments anatomiques; ainsi, le sang va d'abord s'altérer, il devient poisseux et cesse de circuler facilement, puis tous les éléments anatomiques cèdent à leur tour une partie de leur eau, de là une sorte de ratatinement des tissus qui n'est pas de l'amaigrissement.

Si l'on s'en tient à l'examen de nos expériences, il faut conclure qu'il n'y a réellement pas contagion, il y a infection par l'absorption dans les bronches d'un principe analogue à la diastase, ou pouvant donner lieu à la formation de la diastase; ce principe est disséminé dans l'atmosphère, entretenu et propagé par les individus sur lesquels il se fixe. Quant aux accidents cholériques déterminés sur les animaux par des injections dans le sang de déjections ou de sérum, ils ne sont pas douteux, mais ce n'est plus de la contagion, ces accidents sont causés par l'introduction du principe nuisible en quantité assez considérable pour troubler les fonctions.

Si nous éprouvons quelque difficulté à expliquer d'une façon irrécusable le mode d'invasion du choléra indien, il n'en est plus de même dès qu'il s'agit du choléra sporadique; en effet, la diastase, injectée dans l'estomac des animaux, produit des accidents cholériques lorsqu'elle est donnée à une dose suffisante pour que le suc gastrique soit impuissant à annihiler complétement l'action de cette substance; c'est précisément ce qui arrive dans le choléra sporadique. On sait que l'automne est l'époque ordinaire de la manifestation de cette affection, époque où l'on mange le plus de fruits; en outre, les gens qui en sont atteints ont fait abus de ces fruits; on accuse encore l'usage du vin nouveau ou des bières mal fabriquées. Il est évident pour nous que la diastase absorbée en grande quantité, soit avec les fruits, soit avec le vin nouveau, soit avec la bière mal fermentée, est la cause du choléra sporadique.

Nous n'insisterons pas ici sur les indications thérapeutiques qui ressortent de nos expériences; il est évident qu'il faut détruire ou éliminer la diastase, et la méthode qui consiste à employer l'alcool à haute dose et les évacuants, est celle qui, jusqu'à présent, semble le mieux remplir ces conditions; le but principal de notre mémoire était d'étudier la nature du choléra, son mode de transmission, la cause des différents symptômes que l'on observe, afin que la thérapeutique, laissant de côté les tâtonnements et les méthodes empiriques, pût conduire plus sûrement et par une médication rationnelle à la guérison de cette triste maladie.

CONCLUSIONS

Le choléra est une intoxication par un principe diastasique.

La transmission du choléra est due à la présence dans l'air de substances organiques de la nature de la diastase, et à leur absorption par les voies respiratoires.

La présence de la diastase dans le sang explique tous les symptômes.

L'injection dans les veines ou la trachée des animaux d'un liquide recueilli par condensation dans l'atmosphère d'une salle de cholériques, provoque les symptômes du mal indien.

L'inoculation du sérum ou des déjections n'amène pas d'accidents caractéristiques.

L'injection d'une certaine quantité de déjections ou du sérum des malades dans les veines ou la trachée des chiens, détermine des accidents cholériques.

Les mêmes accidents peuvent être provoqués par l'introduction dans l'estomac des liquides spécifiques, mais il faut des doses énormes.

Si les matières sont anciennes ou décomposées, elles déterminent l'infection putride.

Les substances putrides injectées dans le sang tendent à s'éliminer par l'intestin, et déterminent de la diarrhée, mais nullement des accidents cholériques.

La diastase végétale produit exactement les mêmes symptômes que les liquides cholériques.

Le choléra sporadique est causé par l'absorption d'une certaine quantité de diastase introduite dans l'estomac, avec des aliments ou des boissons qui renferment cette substance.

Pour arriver à la guérison du choléra, on **devra chercher à détruire ou à éliminer la diastase**.

EXTRAIT

DU RAPPORT DE L'ACADÉMIE DES SCIENCES

SUR LES TRAVAUX ENVOYÉS AU CONCOURS

POUR LE PRIX BRÉANT

Commissaires : MM. Serres, Andral, Velpeau, Jobert de Lamballe, Cloquet, Cl. Bernard, Ch. Robin, *rapporteur.*

« La Commission a cru devoir signaler à votre attention et distinguer par une récompense, suivant l'intention du testateur, les travaux qui lui paraissent avoir fait faire quelques progrès à nos connaissances, soit sur la nature, soit sur les modes de transmission du choléra.

« Cent dix travaux ont été soumis à notre examen. Beaucoup se composent de vues hypothétiques longuement développées sur les causes premières et la nature intime de la maladie, sans que leurs auteurs se soient grandement préoccupés de la nécessité d'une connaissance approfondie de l'organisation humaine et des milieux dans lesquels nous vivons pour résoudre ces questions. D'autres écrits à peu près aussi nombreux, basés sur des observations cliniques propres à leurs auteurs ou rassemblées par eux, concluent à l'existence de germes gazeux ou solides, chimiquement actifs ou organisés; mais ici de simples présomptions ne sauraient suffire en dehors de tout examen direct de germes qui n'ont jamais été vus et d'expériences faites à leur aide.

« Il est enfin des travaux qui se composent d'observations cliniques et thérapeutiques laborieusement recueillies et discutées;

(1) *Comptes-rendus des séances de l'Académie des Sciences*, tome LXIV, séance du 11 mars 1867.

mais, quelque estimables qu'ils soient, nous n'avons pu leur faire prendre part au Concours, par la raison que les résultats auxquels ils ont conduit ne se distinguaient pas essentiellement de ceux qui avaient été donnés par des écrits du même genre dont les épidémies antérieures avaient fourni les matériaux. Sans mentionner ici toutes les *études sur le choléra*, dignes d'intérêt, que nous avons dû examiner, signalons cependant celles de MM. Nonat, Heullard-Darcy, Bonnafont, Raimbert (de Châteaudun), Martinencq, etc., etc.

« Notre attention a été plus particulièrement fixée par des recherches qui tendent à répondre à une partie des questions posées l'an dernier par M. Serres au nom de votre Commission, dans un remarquable Rapport sur le prix Bréant. Ajoutons que, dans ce Rapport (*Comptes-rendus des séances*, t. LXII, p. 538), à l'occasion d'un travail de M. Thiersch sur les déjections cholériques considérées au point de vue de leur influence sur la transmission du choléra, votre Commission a spécialement réservé, pour les examiner en 1866, les travaux dont la direction pouvait se rapprocher de celle qu'a tracée M. Chevreul d'une manière si lucide en 1839, dans un Rapport célèbre lu dans cette enceinte. Notons qu'il est regrettable que la méthode qui s'y trouve exposée n'ait pas été toujours prise en considération dans les travaux relatifs à cet ordre d'études; car ce Rapport traite de la marche à suivre *pour la recherche des matières actives sur l'économie animale, qui peuvent se trouver dans les produits morbides, l'atmosphère et les eaux, dans les cas d'épizootie, d'épidémie, de maladies contagieuses, etc.*

« Les auteurs dont nous devons vous proposer d'encourager les recherches ont, par épreuve expérimentale, étudié l'influence des diverses sortes de déjections et d'émanations cholériques sur l'homme et les animaux. Laissant de côté les hypothèses, ils ont placé la question sur son véritable terrain en venant en appeler à l'expérimentation. Ils ont pensé avec raison que le meilleur moyen d'arriver à guérir les maladies était d'apprendre à les bien connaître; que, pour les bien étudier, il importait de chercher à les communiquer de l'homme aux animaux, afin de déterminer exactement la nature des lésions correspondant aux symptômes qui caractérisent chacune des phases du mal. La transmissibilité du choléra étant un fait acquis à la science, ils ont fait faire un pas de plus à cette question en démontrant qu'un certain nombre de données concernant les agents de la transmission du choléra et leur mode d'action sont devenues susceptibles d'être soumises au contrôle de l'expérience en dehors de toute opinion systématique. Quelques-uns d'entre eux ont en outre décrit avec soin, comparativement à ce qu'ils ont observé sur l'homme, les lésions constatées sur les animaux qu'ils avaient rendus malades. Dans le jugement qu'elle a porté, votre Commission a dû naturellement prendre en grande considération les recherches de cet ordre, qui constituent des preuves importantes, lorsqu'il s'agit d'établir les analogies et les différences d'une affection morbide étudiée sur des espèces animales différentes.

« Bien qu'avant de porter un jugement sur ces recherches votre Commission ait comparé entre elles toutes celles du même genre qui ont été tentées depuis Magendie (*Leçons sur le choléra*, 1836), elle a pensé qu'un rapide énoncé suffirait pour vous faire comprendre la nature des questions qu'ont cherché à résoudre les investigateurs dont elle vous proposera de récompenser le zèle.

« I. Le travail le plus complet de ceux qui, conçus dans l'esprit que nous venons d'indiquer, ont été soumis à notre examen, est celui que MM. les Drs Legros et Goujon vous ont adressé. Il se compose de trois Mémoires manuscrits intitulés :

« 1° *Recherches expérimentales sur le choléra, faites au laboratoire d'histologie de la Faculté de Médecine de Paris;*

« 2° *Nouvelles expériences sur la transmission du choléra, faites dans le laboratoire pendant l'épidémie de* 1866;

« 3° *Relation de l'épidémie de choléra qui a régné dans le departement de la Nièvre en* 1866 (1).

« C'est particulièrement à ces médecins que nous devons les expériences les plus nombreuses et celles aussi qui ont été exécutées sur les animaux les plus voisins de l'homme qu'il nous soit possible de choisir. Leurs expériences ont été faites par ingestion gastrique et injections soit dans les veines, soit dans la trachée, du liquide

_____

(1) Ces mémoires, envoyés manuscrits à l'Académie, ont été complétés ultérieurement par une analyse imprimée du premier d'entre eux, analyse extraite du *Journal de l'Anatomie et de la Physiologie de l'homme et des animaux*, année 1866.

des déjections cholériques filtrées, du sérum sanguin des cholériques et de l'eau obtenue par condensation de la vapeur atmosphérique filtrée. Ils ont déterminé ainsi l'apparition d'accidents cholériques chez les animaux. Leur exposé des conditions de la production de ces phénomènes est accompagné d'une description comparative plus nette qu'on ne l'avait faite soit des symptômes, soit des lésions observées dans chaque appareil organique, avec ceux qu'ils ont constatés eux-mêmes sur l'homme après tant d'autres observateurs. Guidés par la connaissance des analyses des déjections cholériques faites avant eux, ils ont cherché à démontrer que le choléra était dû à une altération moléculaire primitive des principes albuminoïdes mêmes du sang, en conséquence de laquelle ces principes acquièrent des propriétés analogues à celles de la diastase; que ces principes ainsi altérés passent dans les diverses déjections, et que des traces peuvent en être entraînées par la vapeur d'eau pulmonaire, etc., pendant l'évaporation de celles-ci; que ces substances sont susceptibles de déterminer sur leurs analogues, dans un être sain, une altération semblable à celle qu'elles présentent quand elles pénètrent dans l'économie.

« A cet égard, bien qu'il y ait des différences quant à la rapidité avec laquelle se transmettent les accidents sur les animaux affaiblis, comparativement à ceux qui sont bien portants, il y en a de bien plus considérables encore au point de vue de la quantité de substance qu'il est nécessaire d'employer pour rendre malades les animaux, comparativement à ce qui, durant les épidémies, paraît suffisant pour déterminer l'apparition des symptômes cholériques chez les hommes.

« MM. Legros et Goujon ont exécuté, de plus, une autre série d'expériences en se plaçant dans des conditions analogues à celles qu'ils avaient adoptées d'abord, mais en se servant de solutions de diastase retirée de l'orge germée au lieu de déjections cholériques filtrées, etc.; ils ont obtenu alors, sur les chiens et les lapins, les mêmes effets qu'avec celles-ci.

« Ils ont constaté que lorsqu'ils employaient divers produits morbides ou des matières en voie d'altération cadavérique à la place des précédentes, les symptômes et les lésions survenant n'étaient plus les mêmes que ceux que l'on observe quand on se sert soit de déjections cholériques, soit de diastase.

« II. Les lignes suivantes résument les recherches que M. Thiersch a dès l'année dernière soumises à l'examen de votre Commission.

« Le procédé expérimental ayant pour but de provoquer les phénomènes cholériques chez des animaux a été institué par M. Thiersch de la manière suivante :

« Il a mêlé à la nourriture d'un certain nombre de souris de petits morceaux de papier à filtre, d'un pouce carré, trempés dans le liquide intestinal de cholériques, puis desséchés. Cette imbibition a été pratiquée sur un liquide frais, puis sur du liquide rejeté depuis six jours, et conservé à la température de 10 degrés ; enfin sur un liquide plus ancien. 104 souris ont avalé ces fragments. *Celles qui ont été soumises au traitement des déjections fraîches* n'ont offert aucun symptôme morbide. Ce qui est caractéristique, c'est que, sur 34 qui ont avalé du papier trempé dans des déjections anciennes de trois à neuf jours, 30 devinrent malades et 12 moururent. Les symptômes qu'elles présentèrent furent des selles aqueuses, la disparition de l'odeur de l'urine, puis la suppression de celle-ci ; enfin quelques-unes offrirent, avant de succomber, une roideur tétanique. Il n'y eut jamais de vomissements.

« L'autopsie révéla la congestion des intestins, le dépouillement de leur épithélium, la dégénérescence graisseuse des reins, et la vacuité de la vessie.

« Les papiers imbibés de déjections plus anciennes ne produisirent aucun effet.

« M. Thiersch conclut de ces faits qu'il se développe dans les déjections cholériques un principe fixe, et cela dans l'intervalle compris *entre le troisième et le neuvième jour* après leur émission ; cet agent ou *principe toxique,* dont il ne détermine pas la nature, introduit dans l'organisme des animaux sur lesquels il a expérimenté, a produit un mal souvent mortel, et présentant des lésions intestinales et rénales semblables à celles que l'on rencontre dans le choléra (1).

« III. M. A. Baudrimont, professeur à la Faculté des Sciences de

(1) CARL THIERSCH, *Infections-Versuche an Thieren mit dem Inhalte des Choleradarmes ;* Munchen, 1856 ; in-8, p. 1-118 ; et *Sur les principes toxiques qui peuvent exister dans les déjections cholériques (Comptes-rendus des séances de l'Académie des Sciences ;* Paris, 1866 ; t. LXIII, p. 992).

Bordeaux, en vous envoyant ses travaux qu'il destinait au concours Bréant, a pris en considération cette clause du testament dans laquelle M. Bréant exprime le vœu que les personnes qui auraient démontré dans l'air quelque élément morbide à l'aide d'appareils, nouveaux ou non, puissent concourir au prix qu'il a fondé. Il vous a présenté d'abord un travail qu'il a lu devant cette Académie le 8 octobre 1855, et dans lequel il décrit un appareil destiné à la recherche des organismes et des autres corpuscules pouvant être présents dans l'air atmosphérique. Il y a joint un Mémoire (1) contenant l'exposé des résultats des analyses du sang et des déjections cholériques qu'il a pratiquées à diverses reprises. Il les a fait suivre d'expériences chimiques démontrant que ces liquides contiennent une substance albuminoïde qui jouit des propriétés saccharifiantes et fermentescibles de la diastase, substance provenant d'une modification chimique des principes coagulables du sang.

« IV. Parmi les travaux adressés pour concourir au prix Bréant, nous signalerons encore à l'Académie celui de M. le Dr Jules Worms, intitulé : *De la Propagation du choléra et des moyens de la restreindre* (Paris, 1865, in-8°). Bien que ne renfermant aucune recherche expérimentale, il donne une analyse exacte et scientifiquement discutée des principales publications qui traitent des divers modes de transmission du choléra. Votre Commission ne saurait toutefois admettre avec ce médecin que toutes les circonstances extérieures qu'il énumère semblent avoir sur le *germe* cholérique une action analogue à celles qu'elles exercent sur tous les germes organisés dont nous sommes entourés, et qui vivent, se développent ou périssent, selon que le lieu où ils se déposent leur offre ou leur refuse les conditions nécessaires à leur existence et à leur multiplication.

« Mais elle reconnaît que M. J. Worms a eu le mérite de bien mettre en rapport les mesures prophylactiques et thérapeutiques à prendre avec les indications de la science concernant les agents de la propagation du choléra. Il a particulièrement spécifié qu'il ne faut pas craindre de dire la vérité sur la transmissibilité du choléra ; qu'il faut reconnaître que ce n'est pas par le contact que la

(1) A. BAUDRIMONT, *Recherches expérimentales et observations sur le choléra épidémique;* Paris, 1866 ; in-8.

maladie est transmissible; qu'en aérant les appartements et en prenant certaines autres précautions, on est presque sûr de l'immunité; mais qu'il faut publier hautement que les déjections du malade répandues au hasard peuvent devenir un moyen de transmission, ainsi qu'avaient déjà cherché à le démontrer pour les diverses *excrétions* M. le Dr Pellarin, en 1849, puis surtout M. Ch. Huette (*Du développement et de la propagation du choléra, Archives générales de Médecine;* Paris, 1855; in-8°, t. VI, p. 579).

« M. J. Worms pense qu'il est impossible de faire, dans l'action générale, la part qui revient à chacun des éléments de la transmission; mais les faits qu'il a rassemblés et logiquement coordonnés semblent prouver que les déjections et les objets souillés sont les agents les plus dangereux.

« V. Nous devons enfin mentionner les intéressantes expériences de M. Lindsay, qui paraissent démontrer la transmission du choléra par les émanations provenant de vêtements portés par les cholériques ainsi que de leurs déjections, lorsque ces émanations sont respirées par des animaux soumis à certaines conditions d'affaiblissement général. Il a décrit avec soin ces conditions, ainsi que les symptômes et les altérations observés sur les chiens et les chats soumis à ses expériences (1).

« En comparant les uns aux autres les résultats des observations et des expériences nombreuses rapportées dans les travaux qu'elle a pris en considération, votre Commission a constaté que certains de ces résultats étaient contradictoires. Dans l'impossibilité où elle se trouve de faire elle-même les recherches nécessaires pour expliquer les oppositions qu'elle a remarquées, elle ne peut, jusqu'à plus ample informé du moins, reconnaître la validité de plusieurs des faits avancés. Elle pense également que quelques-uns des autres de ces résultats particuliers, avant d'être définitivement admis dans la science, ont besoin d'être confirmés par de nouveaux essais s'appuyant sur les règles formulées à cet égard dans le rapport de M. Chevreul que nous avons cité plus haut; car des notions chimiques plus précises eussent certainement donné à ces résultats

______

(1) L. Lindsay, médecin de l'hôpital des cholériques d'Édimbourg. *Transmission du choléra aux animaux (Gazette hebdomadaire de médecine;* Paris, 1854; in-4 939 et 1044).

plus de valeur et conduit les auteurs qui les ont obtenus plus près de la solution du problème qu'ils s'étaient posé.

« Votre Commission eût désiré aussi voir les expérimentateurs se préoccuper davantage de l'étude des conditions organiques qui amènent tant de différences entre l'homme et les animaux, quant aux diverses circonstances qui déterminent l'apparition et la transmission du mal, sujet auquel MM. Legros et Goujon ont cependant touché incidemment.

« Mais votre Commission reconnaît que plusieurs des auteurs que nous vous avons cités ont, à l'aide de matières de provenance cholérique, déterminé chez les animaux des symptômes et des lésions semblables à ceux que l'on observe sur les hommes atteints de choléra; qu'ils en ont fait une description comparative exacte, et qu'à cet égard ils ont donné à leurs recherches la direction la meilleure qu'il fût possible de leur donner dans l'état actuel de la médecine. Aussi elle a cru devoir encourager le zèle et récompenser les efforts des expérimentateurs et des observateurs dont les travaux lui semblent, à des titres divers, pouvoir être utilement consultés à l'occasion de recherches scientifiques nouvelles ou de mesures prophylactiques et thérapeutiques à prendre contre le choléra.

« En conséquence, la Commission a l'honneur de proposer à l'Académie :

« 1° D'accorder à MM. LEGROS et GOUJON une récompense de *deux mille francs;*

« 2° D'accorder à M. C. THIERSCH une récompense de *douze cents francs.*

« Enfin, les recherches de MM. A. Baudrimont, Jules Worms et Lindsay ont paru à votre Commission mériter :

« 1° Celles de M. A. BAUDRIMONT, une citation très-honorable dans le Rapport avec *huit cents francs;*

« 2° Celles de M. JULES WORMS, pareille citation avec *huit cents francs;*

« 3° Et celles de M. LINDSAY lui semblent également devoir être citées honorablement dans ce Rapport.

Paris. A. PARENT, imprimeur de la Faculté de Médecine, rue M.-le-Prince, 31.

www.ingramcontent.com/pod-product-compliance
Lightning Source LLC
Chambersburg PA
CBHW061851060726
47597CB00008B/3649